Die HCG-Darmreinigung

-

Ihre Grundlage für doppelten Erfolg in der Stoffwechselkur.

Warum eine Stoffwechselkur nach fachlicher Darmreinigung viel erfolgreicher ist.

Frank Schmidt

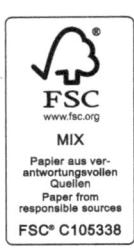

Bibliografische Information der Deutschen Nationalbibliothek:
Die Deutsche Nationalbibliothek verzeichnet diese Publikation
in der Deutschen Nationalbibliografie; detaillierte bibliografische Daten sind im Internet über http://dnb.dnb.de abrufbar.

Lektorat: **Annette Scholonek**
Grafik: Sophia Volkova

Herstellung und Verlag: BoD – Books on Demand,
Norderstedt

ISBN: 978-3-7347-9703-3

Inhaltsverzeichnis

Vorort

Liebe Leserinnen und Leser,

bereits Zehntausende Menschen haben mit der Stoffwechselkur ihr Gewicht reduziert und durch den Einsatz von HCG einen niedrigeren Set-Point[1] ihres Körpers erreicht. Damit haben sie die Grundlage für eine nachhaltige Gewichtsreduktion gesetzt.

Ich selbst habe im letzten Jahr mehr als dreißig Kilos verloren und dabei einige Erkenntnisse gewonnen, die bislang meines Wissens nach nicht in Buchform dargestellt wurden. Aber sie machen die Stoffwechselkur noch effektiver und sorgen für einen noch nachhaltigeren Erfolg.

Durch den Einsatz der HCG-Darmreinigung, also eines Darmreinigungsprogramms unter Einbezug von HCG, lässt sich zum einen die Gewichtsreduktion durch die Stoffwechselkur steigern. Zum anderen nimmt der Körper Vitalstoffe erheblich besser auf.

Ich publiziere diesen Erfahrungsbericht, um andere Menschen mit meinen Erfahrungen zu inspirieren. In diesem

---

[1] Set Point ist das Gewicht, welches der Körper als „normal" wahrnimmt. Er strebt immer danach dieses wieder zu erreichen.

Büchlein stelle ich Ihnen eine Ergänzung und Erweiterung der Stoffwechselkur vor, die inzwischen sicher viele Menschen kennen.

Viel Erfolg bei Ihrer Gewichtsreduktion

Frank Schmidt

Die Bedeutung der Darmgesundheit für Körper und Geist

Das Darmgehirn, wissenschaftlich »enterisches Nervensystem« genannt, durchzieht den ganzen Bauchraum. Es umfasst etwa hundert Millionen Nervenzellen und damit etwa das Fünffache des Rückenmarks. Dieses eigenständige Nervensystem befindet sich als dünne Schicht zwischen den Muskeln des Verdauungsapparates. Das Darmgehirn steuert die Verdauung und kann autonom arbeiten. Allerdings steht es in Wechselwirkung mit dem Gesamtorganismus. Anders gesagt: Was in unserem Darm geschieht, hat einen weit größeren Einfluss auf unseren ganzen Körper und unser Wohlbefinden, als wir vermuten würden.

So ist es nicht überraschend, dass immer mehr Anbieter von Darmreinigungsmethoden und -produkten auf den Markt drängen. Sie haben eine grundlegende Wahrheit verstanden: Ein Darm, den Schlacke und Fäulnisbakterien überziehen und der Kotsteine aufweist (also über lange Zeit eingelagerten, komprimierten Kot), kann nicht optimal funktionieren. Dadurch wird die Aufnahme von Nähr- und Vitalstoffen nachhaltig gestört und über kurz oder lang kann es zu einer Selbstvergiftung des Körpers kommen. Diese äußert sich in unterschiedlichsten Erkrankungen und Beschwerden. Neuere Untersuchungen haben gezeigt, dass es einen Zusammenhang zwischen Parodontose und Darmgesundheit gibt[2].

Dabei ist die beste Strategie für eine nachhaltige Gesundheit ganz einfach: Solange man nicht akute Beschwerden oder Krankheiten bekämpfen muss, sollten wir an der Wurzel ansetzen, und diese liegt unzweifelhaft im Darm.

Bei meiner Gewichtsreduktion habe ich relativ früh festgestellt, dass ein Diätprogramm nicht der richtige Weg ist. Zwar nahm ich damit ab, jedoch kam es bei der Gewichtsabnahme zu Effekten, die für mich unerklärlich sind. An einigen Tagen nahm ich gut ab, obwohl ich mich ehrlich gesagt nicht genau an die Diätvorgaben hielt, und an anderen Tagen verlor ich kein Gewicht, obwohl ich ganz brav war.

Noch dazu drohte ich mich zu einem »Staubsauger« für Vitalstoffe zu entwickeln. Mir schien, als könnte ich beinahe sehen, wie sich mein Geld in Pillen- und Kapselform in meinem Mund bewegte. Da ich im Großen und Ganzen gut abnahm, war es mir das wert. Nachdem ich aber die erste Diätphase durchgestanden hatte und meinem Körper etwas Erholung gönnte, begann ich mich intensiver mit dem Thema auseinanderzusetzen. Dabei stellte ich fest, dass mir

---

[2] Siehe dazu: Peter Carl Simons: Chlorophyll – Gesundheit ist grün, 2015, BOD.

die Person, die mich bei der Diät unterstützte, wichtige gesundheitliche Aspekte und insbesondere die Rolle des Darms so gut wie gar nicht erklärt hat.

Ich nutzte die Präparate der Firma Lifeplus, da mir diese einerseits von einem Freund empfohlen wurden, der dadurch selbst über dreißig Kilos abgenommen hat, und andererseits machten die Produkte und die Darstellung der Firma samt ihrer Produktion einen sehr positiven Eindruck auf mich. Diese Entscheidung habe ich niemals bedauert. Sehr wohl bedauerte ich jedoch, dass der Freund, der mich beriet, nicht viel mehr über das Thema wusste, als wann ich welchen Stoff nehmen sollte.

Dies spricht nicht gegen die Produkte und auch nicht gegen das Vertriebskonzept der Firma. Trotzdem halte ich es für sehr wichtig, dass sich Menschen, die anderen Tipps und Empfehlungen zu Themen aus dem Gesundheitsbereich geben, sich intensiv mit diesen Themen auseinandersetzen und nicht nur Dinge nachplappern.

Nachdem ich also in drei Wochen meine ersten 12 Kilos verloren hatte, betrachtete ich das Thema »Gewichtsreduktion« auf neue Weise. Ich wollte genauer wissen, wie das Ganze so funktioniert. Dabei stieß ich auf das unterhaltsam geschriebene, informative Buch von Julia

Enders[3]. Sie beschreibt darin jenes »unbekannte Wesen« Darm, das sich da in meinem Bauch breitmacht und – so schien mir – eigentlich nur zum Stinken und zur Produktion übel riechender Abfallprodukte taugt. Julia Enders hat mir mit ihrem Buch die Augen geöffnet und ich erkannte, dass ich das Übel an der Wurzel packen musste. Im Darm werden Stoffe aufgenommen (auch die wertvollen Vitalstoffe, die ich während meiner Stoffwechselkur konsumierte) und andere ausgeschieden.

Ich habe mich entschlossen, in diesem Buch die von mir verwendeten Produkte und Mengen zu nennen, ebenso meine Entscheidungskriterien und Erfahrungen. Das alles ist als subjektiver Bericht zu verstehen und nicht als Anleitung, es mir gleichzutun. Außerdem bin ich weder Therapeut noch Ernährungsberater. Ich schreibe auch in dieser Hinsicht als Laie.

Außerdem reagieren Körper unterschiedlich. So kann das, was für meinen Körper gut war, für einen anderen nicht der richtige Weg sein.

---

[3] Enders, J.: Darm mit Charme, 2014, Ullstein

Darmreinigung als Diätprogramm

Mein erster Zugang zum Thema Darmreinigung war ein ganz einfacher. Ich stellte mir vor, wie es wohl wäre, wenn ich versuchen würde, meinen Rasen mit dem weltbesten Dünger zu düngen – dies aber im Winter täte, wo der Rasen unter einer zwanzig Zentimeter hohen Schneedecke liegt. Nur ein kleiner Bruchteil des Düngers würde in der Schneeschmelze bis zum Erdreich kommen. Der größte Teil würde vom Schmelzwasser davongetragen werden.

Genauso verhält es sich mit unserem Darm, wenn Schlackestoffe ihn überziehen, alte Kotsteine in Darmtaschen eingelagert sind und Fäulnisbakterien sowie Pilze ihn überwuchern. Selbst die besten Nahrungsmittel voller Vitamine und Spurenelemente verwandeln sich in dieser Atmosphäre in fauligen Schlamm, der den Körper eher schädigt als nutzt.

Wenn ich nun – um in meinem Rasenbild zu bleiben – etwas Geduld hätte, würde ich klugerweise so vorgehen: Ich würde den Rasen erst freilegen oder noch besser warten, bis mir die Schneeschmelze diese Arbeit abgenommen hat. Anschließend bräuchte ich nur einen Bruchteil des weltbesten Düngers einzusetzen und hätte immer noch mehr Erfolg als mit dem Düngen der zwanzig Zentimeter hohen Schneeschicht.

Genau das war meine Strategie, bevor ich meine nächste Stoffwechselkur in Angriff nahm. Ich wollte erst meinen Darm als das maßgebliche Organ so aufnahmefähig wie möglich gestalten. Wie ich das tat, beschreibe ich im nachfolgenden Text. Natürlich gibt es im Kontext einer Darmreinigung viele wichtige Themen. Zum einen geht es darum, die bereits angesprochenen Schlackestoffe und Kotsteine loszuwerden. Zugleich wollte ich in meinem Darm nistende Parasiten vertreiben. Wikipedia schreibt dazu:

> Als Darmparasitose bezeichnet man den Befall des Darmtraktes durch Parasiten wie Würmer (s. Wurmerkrankung) oder Protozoen (etwa bestimmte Flagellaten und Amöben). Diese Parasiten gelangen typischerweise durch Schmierinfektion in den Darmtrakt, indem sie dann in manchen Fällen lange Zeit überleben können. Dabei treten oft unspezifische Beschwerden bis hin zu schweren Durchfallerkrankungen (etwa bei Entamoeba histolytica) auf.

Auch wenn Sie mich für herzlos halten mögen: Diese Tierchen wollte ich loswerden und habe das auch geschafft.

Anschließend versuchte ich die verbliebenen Giftstoffe nachhaltig abzubauen und eine gesunde, ausgeglichene Darmflora aufzubauen, die in einer zweiten Stoffwechselkur mehr als »nur« ein gutes Dutzend Kilos schmelzen lässt. Natürlich ging es nicht primär darum, irgendwelche Pillen einzusetzen, sondern ich wollte während der Darmreinigung vor allem meine Ernährung anpassen – und zwar in einer Weise, dass der Darm die Vitalstoffe optimal aufnimmt.

Da diese Ernährungsumstellung in meinem Fall mit einer Kalorienreduktion einherging, habe ich basierend auf den Erfahrungen meiner ersten HCG-Stoffwechselkur erneut HCG eingesetzt. Dazu später mehr.

Die eingesetzten Wirkstoffe

Die nachfolgende Darstellung der von mir eingesetzten Vital- und Hilfsstoffe ist nur ein Erfahrungsbericht dessen, was bei mir erfolgreich war. Das gilt auch für die genannten Produkte.

Darm-Reinigung

Zentral bei jeder Darmreinigung ist die physische Darmreinigung. Diese habe ich für mich noch einmal in zwei Konzepte unterteilt: Ich setzte Aloe vera als »Reinigungsmittel« ein und sorgte durch eine ausreichende Versorgung mit Ballaststoffen dafür, dass der Darm in die Lage versetzt wurde, sich nachhaltig selbst zu optimieren.

Aloe vera ist eine wundervolle Pflanze, deren Kräfte schon seit über 6000 Jahren in der Medizin genutzt werden. Bereits die medizinische Schrift Papyrus Ebers im alten Ägypten stellt Aloe vera – die auch »Pflanze der Unsterblichkeit« genannt wurde – als Hilfsmittel bei Blasen- und Darmproblemen dar.

Die etwa 160 Wirkstoffe der Pflanze werden von der modernen Forschung erst ganz allmählich aufgeschlüsselt. Für meine Wahl ausschlaggebend war insbesondere der in

Aloe vera enthaltene Wirkstoff Acemannan. Der Stoff wird zurzeit auch in Hinblick auf eine Unterstützung von Krebstherapien genauer untersucht. Im Kontext der Darmreinigung schreibt Peter Carl Simons in seinem Buch[4]:

> Ebenfalls dokumentiert ist eine darmreinigende Wirkung, verbunden mit dem Aufbau einer gesunden Darmflora. Dadurch können Nährstoffe besser aufgespalten und über die Darmwand aufgenommen werden.
> Durch die Steigerung der Zellaktivität stärkt Acemannan die natürlichen Abwehrkräfte und bewirkt eine höhere Verteidigungsbereitschaft des Körpers gegen Parasiten, Viren, Bakterien und Pilzen. Aus diesem Grund sollte Aloe auch immer Bestandteil einer Darmreinigung sein.

Für die Darmreinigung nahm ich sowohl am Morgen wie auch am Abend je zwei Aloe-vera-Caps von Lifeplus. Das liegt etwas über der empfohlenen Tagesdosis, ist mir aber sehr gut bekommen. Das darin enthaltene Aloe-vera-Konzentrat wird nach einem patentierten Prozess aus dem ganzen Aloe-vera-Blatt gewonnen. Dies halte ich für besonders wichtig, weil viele wichtige Inhaltsstoffe der Aloe wie bei den meisten Pflanzen direkt »unter der Schale« liegen. Diese fallen bei der Herstellung von Aloe-vera-Gel meist weg.

Neben Acemannan, was der Mensch bis zur Pubertät übrigens selbst bilden kann, enthält die Pflanze viele Vitami-

---

4 Peter Carl Simons: Aloe Vera - 6'000 Jahre Medizingeschichte können sich nicht irren, 2015, BOD

ne, Enzyme, Aminosäuren und Mineralstoffe, welche die Darmreinigung fördern.

Der zweite Teil meiner Darmreinigungsstrategie bestand in der Einnahme von Ballaststoffen. Deren Wichtigkeit für die Darmgesundheit ist seit Langem bekannt. Zum Thema Ballaststoffe schreibt Wikipedia:

Die im Speisebrei vorhandenen Ballaststoffe sorgen durch ihre Fähigkeit, Wasser zu binden, für eine stetige Zunahme seines Volumens – ballaststoffreicher Speisebrei übt also zusätzlichen Druck auf die Darmwand aus und regt dadurch die Peristaltik an, was die Verweildauer ballaststoffreicher Kost im Darm (entgegen der im Magen) verkürzt.

Kein höheres Tier besitzt eigene Enzyme zur Spaltung wasserunlöslicher Ballaststoffe, insbesondere Cellulose - dass diese Stoffe bei Wiederkäuern dennoch enzymatisch gespalten werden, liegt vielmehr an Mikroorganismen, die ihren Pansen besiedeln. Im Dünn- und auch im Dickdarm dagegen fehlen solche Bakterien, so dass wasserunlösliche Ballaststoffe den weiteren Verdauungstrakt praktisch unverändert passieren.

(...)

Neben Wasser binden Ballaststoffe aber auch Mineralstoffe, Toxine, Gallensäuren sowie Mikroorganismen, die anschließend gemeinsam über den Stuhl ausgeschieden werden. Bei ausgewogener Mischkost stellt das kein Problem dar, bei separater Ballaststoffzufuhr jedoch kann längerfristig auch ein Mineralstoffmangel auftreten.

Meine Überlegung dabei war, dass ich meinen Darm dazu bringen möchte, im Zusammenhang mit einer Darmreinigung (und -sanierung) zur vollen Funktionsweise zurückzufinden. Ich bin überzeugt, dass unser Körper dafür gemacht ist, sich weitgehend selbst zu regeln und alle notwendigen Maßnahmen vornimmt. Aufgrund falscher Ernährung, negativer Umwelteinflüsse und der zunehmenden Denaturierung unserer Nahrungsmittel braucht er jedoch eine Starthilfe.

Für diese Starthilfe habe ich entgegen dem Vorschlag meines Freundes nicht ein Daily-Plus-Produkt von Lifeplus gewählt, sondern Colon Formula von derselben Firma. Vereinfacht gesagt, handelt es sich dabei um dasselbe Produkt mit dem Unterschied, dass in Daily Plus zusätzliche Vitalstoffe enthalten sind.

Nun sind Vitalstoffe natürlich positiv. Aber weil ich in verschiedenen Artikeln gelesen habe, dass der Körper viele Vitalstoffe wieder ausscheidet, die er nicht innerhalb weniger Stunden aufnehmen kann, fand ich es sinnvoller, Ballaststoffe – die ich nur einmal täglich zu mir nahm – und die weiteren Vitalstoffe separat einzunehmen, Letztere über den Tag verteilt.

Vor jeder Mahlzeit trank ich einen Shake mit Colon Formula von Lifeplus. Um den zu aromatisieren, setzte ich dem Wasser etwas Fruchtsaft zu (100 Prozent naturrein).

<u>Zusammenfassung:</u>

> 2 x 2 Kapseln Lifeplus Aloe-Vera-Caps (morgens und abends)
>
> 3 x 1-3 Teelöffel Lifeplus Colon Formula in Wasser oder Saft gelöst vor den Mahlzeiten (Siehe Zusammenstellung)

Parasiten und Giftstoffe loswerden

Es ist heute bekannt, dass der Darm von Menschen, die viel Brot und brotähnliche Nahrungsmittel zu sich nehmen, zur Verpilzung neigt. Wiederum kultivieren ausgesprochene »Fleischfresser« Fäulnisbakterien in ihrem Darm. Dies sind nur zwei Beispiele dafür, was eine unausgewogene Ernährung in unserem Verdauungstrakt verursacht. Dazu kommt speziell bei Menschen, die ungewaschene Früchte oder ungesäubertes Gemüse konsumieren, ein erhöhtes Risiko für Darmparasiten.

Ist der Darm aus dem Gleichgewicht geraten, können sich in der fauligen, teils entzündeten und von Parasiten verseuchten Darmumgebung Giftstoffe bilden, welche vom Darm in den ganzen Körper wandern und dort zu zahlreichen Erkrankungen führen.

Umso wichtiger war es für mich, meinen Darm nicht nur zu reinigen, sondern auch sicherzustellen, dass Parasiten abgetötet werden und der Darm Giftstoffe möglichst vollständig ausscheidet. Auf der Webseite von Lifeplus habe ich dazu eine Produktbeschreibung von Lifeplus Paracleanse gefunden:

Das Mittel Paracleanse ist eine synergistische Kombination von Kräutern, Kräuterextrakten, schwefelhaltigen Aminosäuren und MSM, die sorgfältig auf die Förderung der inneren Reinigung des Körpers abgestimmt ist.[5]

Besonders interessant fand ich an der Rezeptur, dass schon MSM, eine für den Körper wichtige Schwefelverbindung, enthalten ist, welche die Ausscheidung von Giftstoffen begünstigt. Neben der in Paracleanse enthaltenen Dosis MSM habe ich zusätzlich noch Lifeplus-MSM eingenommen. Hintergrund war, dass ich während meiner Darmreinigung bereits die Kalorieneinnahme reduzierte. Durch die zusätzliche MSM-Gabe wollte ich die Ausscheidung der im Rahmen der Gewichtsreduktion anfallenden Schlackestoffe beschleunigen. Genauere Informationen zu MSM finden sich in meinem Buch zur HCG-Stoffwechselkur, da MSM zur Stoffwechselkur einen wichtigen Beitrag leistet.

---

[5] http://www.lifeplus.com/us-de/product-details/6117

Zusammenfassung:

3 x 1-4 Presslinge Lifeplus Paracleanse am Tag

3 x 1-5 Presslinge Lifeplus MSM am Tag

(Eine genaue Darstellung findet sich im Kapitel zum Ablauf.)

Gute Basisversorgung – der Anfang von allem

Dass eine ausreichende Versorgung mit Vitalstoffen[6] für die Gesundheit von enormer Wichtigkeit ist, ist inzwischen weitgehend bekannt. Allerdings enthalten viele unserer heute konsumierten Früchte und Gemüsesorten weit weniger Vitamine, Spurenelemente etc. als noch vor zwanzig Jahren. Dadurch kann sich der normale Konsument auf natürlichem Weg kaum noch ausreichend mit Vitalstoffen versorgen.

---

[6] Wikipedia: „Vitalstoffe sind überwiegend als Biokatalysatoren in Zellen und Geweben bei Anwesenheit von Wasser, Sauerstoff und Kohlensäure (letztere bei Pflanzen) wirksame lebenswichtige Bestandteile. Dazu gehören nach bisherigen Feststellungen: Enzyme, Co-Enzyme, Vitamine, Hormone, exogen-essentielle Aminosäuren, exogen-essentielle Fettsäuren, Haupt- und Spurenelemente, Duft- und Geschmacksstoffe."

Um während der Darmreinigung sicherzustellen zu, dass der Körper die Vitalstoffe optimal über den Tag verteilt aufnimmt, habe ich drei Mal täglich jeweils zwei Tabletten Lifeplus TVM-Plus verwendet. Diese gehören inzwischen zu meiner Grundversorgung, genauso wie Lifeplus Proanthenols 100. Wer diese beiden wundervollen Produkte einmal genutzt hat und ihren positiven Einfluss auf das eigene Wohlbefinden erlebt, wird sich nicht mehr davon trennen wollen. Hiervon bin ich fest überzeugt.

Zusammenfassung:

3 x 2 Presslinge Lifeplus TVM Plus am Tag
3 x 1 Pressling Lifeplus Proanthenols 100

Maria Lohmann schreibt in ihrem Buch »Der Basen-Doktor«[7]:

Bei übermäßiger Aufnahme von säuernden Lebensmitteln und Kohlenhydraten entwickeln sich im Darm Gärungsprozesse, Übersäuerung und ein Übermaß an Gasen. Basenernährung entlastet den Darm und unterstützt die Regeneration der Schleimhaut. Übelriechender Stuhl und abgehende Winde sind ein Hinweis auf Eiweißfäulnis, bei Gärungsprozessen ist der Geruch hingegen eher säuerlich.

Natürlich war es mir ein großes Anliegen, auch meine Darmschleimhaut im Rahmen der Darmreinigung zu regenerieren. So entschloss ich mich, ebenso am Ausgleich meines Säure-Basen-Haushaltes zu arbeiten. Anhand der Teststreifen von Lifeplus beobachtete ich, wie sich meine Werte entwickelten[8]. Um diese Werte zu verbessern, war Lifeplus PH Plus war für mich ideal. Ein wichtiger Bestandteil dieser Rezeptur ist Magnesium und schon seit Jahren hatte ich immer wieder mit Magnesium-Mangel zu kämpfen. Dieser äußerte sich durch Krämpfe in den Beinen und durch

---

[7] Lohmann, M.: Der Basen-Doktor, 2013, 2. Auflage, Trias
[8] Wenn die Teststreifen einen sauren Wert anzeigen, bedeutet dies, dass unser Körper überschüssige Säure abbaut, was natürlich gut ist. Doch wenn wir unseren Säurespiegel insgemsant senken,, muss der Körper weniger Säure abbauen, was noch besser ist.

Einschlafstörungen. Mit diesem Produkt gelang es mir, zwei Fliegen auf einen Streich zu erledigen.

Zusammenfassung:

---
2 x 3 Presslinge Lifeplus PH Plus pro Tag

Ich begann mit 2 x 3, erhöhte die Dosis kurzzeitig auf 3 x 3 und ging nach Erreichen besserer Testwerte wieder auf 2 x 3 Presslinge zurück. Aber wie gesagt, jeder Körper reagiert anders.

HCG – Gewicht reduzieren und das neue Gewicht halten

Der Einsatz von HCG zur Gewichtsanpassung geht auf den britischen Arzt Dr. Simeons in der Mitte des 20. Jahrhunderts zurück. In Indien beobachtete er schwangere Frauen, die auf dem Feld arbeiteten und wenig Nährstoffe zu sich nahmen. Trotz des Mangels an Vitaminen sowie der harten Feldarbeit brachten sie gesunde, gut entwickelte Kinder zur Welt.

Diesen erstaunlichen Umstand erforschte Dr. Simeons in den nächsten Jahren und entdeckte schließlich den körpereigenen Botenstoff HCG sowie seine Wirkung im menschlichen Körper. HCG hat einen positiven Einfluss auf

den Hypothalamus, der ein Teil des Zwischenhirns ist. Der
Hypothalamus steuert das Hunger- und Sättigungsgefühl.

Hypothalamus

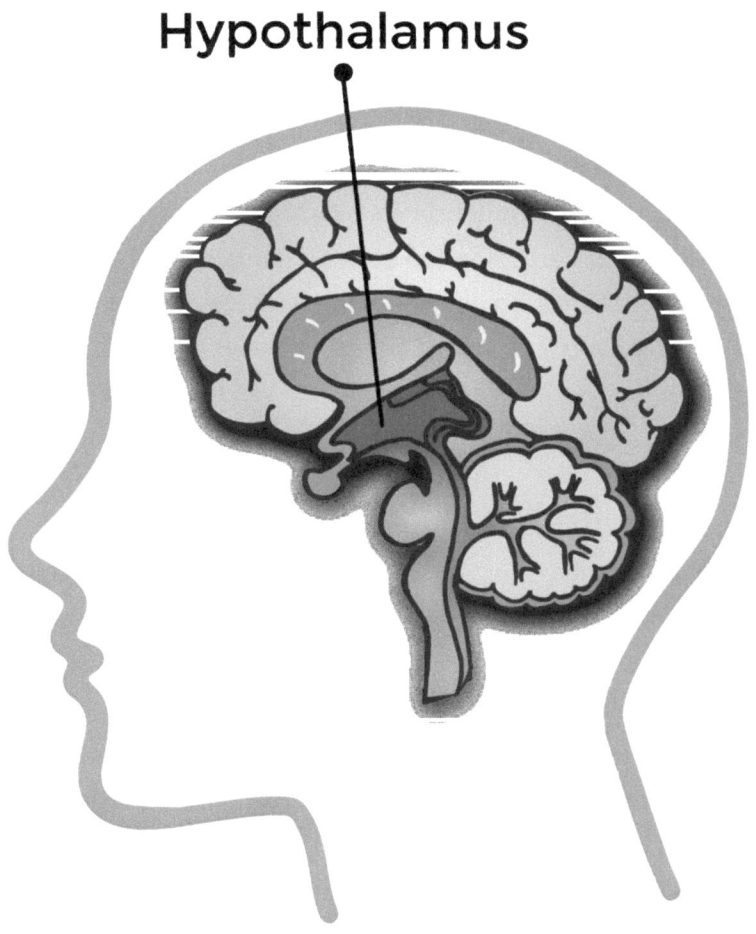

Diese Steuerzentrale agiert nach unserem persönlichen
Set-Point. Die Set-Point-Theorie besagt, dass jeder Mensch
für sein Gewicht einen persönlichen »Normalwert«
gespeichert hat. Der Körper versucht genau dieses Gewicht

beizubehalten. Das erklärt, warum manche Menschen ihr Gewicht unter allen Umständen halten können, doch ebenso verdeutlicht dies, warum nach erfolgreichen Diäten meist ein Wiederanstieg des Körpergewichts stattfindet (der sogenannte Jo-Jo-Effekt).

Der Hypothalamus lässt sich mit einem Thermostat vergleichen. Er prüft kontinuierlich, ob das tatsächliche Gewicht dem gespeicherten Set-Point entspricht. Falls nicht, leitet er Maßnahmen ein, um das Gewicht anzupassen. Durch die Einnahme von HCG lässt sich aber auch der Set-Point selbst verändern, sofern die Kur mindestens 21 Tage dauert.

Da zur Darmsanierung ohnehin eine Ernährungsanpassung gehört und dabei weniger Kalorien aufgenommen werden, habe ich mich entschlossen, meine Erfolge durch die parallele Einnahme von homöopathischen HCG-Tropfen abzusichern. Ein positiver Nebeneffekt davon war, dass HCG meinen Stoffwechsel angeregt hat. Dadurch verbrannte mein Körper mehr Kalorien und löste Fettpolster »an den richtigen Orten« auf. Dazu kam der durchaus gewünschte Effekt, dass dieses Präparat das Hungergefühl reduziert.

Zusammenfassung:

3x täglich eine Einheit HCG

Unterschiedliche Hersteller bieten diese als Tropfen, Globuli oder als Salz an - die entsprechenden empfohlenen Mengen passen üblicherweise gut).

Ernährungsanpassung

Anders als bei der HCG-Stoffwechselkur, wo der Fokus auf der Gewichtsreduktion liegt, lag mein Fokus bei der HCG-Darmreinigung darauf, dem Darm alles nur denkbar Gute zu tun. Dies erreichte ich mit zwei einfachen Methoden:

Kohlenhydrat-Reduktion

Kohlenhydrate und speziell Brot und brotähnliche Produkte führen zur Verpilzung des Darmes. Dies ist verständlich, denn das Verarbeiten von Korn zu Brot ist in der Geschichte der Menschheit relativ neu. In den rund zehntausend Jahren, in denen der Mensch systematisch Brot backt, um sich zu ernähren, konnte der Körper sich nicht vollständig an diese neue Ernährungsform anpassen. Entsprechend ist nachvollziehbar, dass unser Darm kein

Patentrezept dafür hat, mit diesen relativ ungewohnten Stoffen umzugehen. Aus diesem Grund waren Backwaren während der gesamten Darmreinigung absolut tabu für mich (und auch heute versuche ich so wenig wie möglich davon zu konsumieren). Da ich zusätzlich noch eine Gewichtsreduktion anpeilte, habe ich auch andere Kohlenhydrate so weit möglich und sinnvoll gemieden. Namhafte Ernährungswissenschaftler sind sich inzwischen einig, dass der Körper kein Fett abbaut, solange er Kohlenhydrate verbrennen kann. Somit werden Fette eingelagert. Genau das wollte ich verhindern.

Fettreduktion

Fette vermehren die Fäulnisbakterien im Darm, doch diese wollte ich mit meiner Darmreinigung loswerden. Wie wichtig gerade dies für eine gesamtkörperliche Optimierung ist, zeigt ein Zitat von Peter Carl Simons:

Die Forschung weiß heute, dass in den Zahnfleisch-taschen ein Sekret, das Sulkusfluid, ausgeschieden wird. Es ist ein Abbauprodukt aus dem Darm, welches vom Blut transportiert wird. Namhafte Forscher gehen von einem engen Zusammenhang mit Fäulnisprozessen im Darm aus und haben festgestellt, dass sich die Entzündungen durch eine Darmsanierung – insbesondere bei der Einnahme von Chlorophyll – in vielen Fällen zurückbilden.[9]

---

[9] Peter Carl Simons: Chlorophyll - Gesundheit ist grün, 2015, BOD

Schon der gesunde Menschenverstand sagt uns, dass es wenig Sinn macht, mit großem Aufwand die Folgen einer Fehlernährung zu bekämpfen, wenn man zugleich die Übeltäter »pflegt«. Deshalb habe ich mich in der Darmreinigungsphase bewusst fettarm ernährt. Dies betrifft sowohl den Fettgehalt wie auch eine fettarme Zubereitung von Nahrungsmitteln. Ein »schönes Stück Fleisch« verliert einiges an Fett, wenn es auf dem Grill oder einem Kontaktgrill zubereitet wird, statt in der Pfanne. Zudem kam dieses Vorgehen meinem sekundären Ziel der Gewichtsreduktion entgegen.

Weil ich durch die Einnahme von HCG ohnehin keinen Hunger verspürte, habe ich meine Ernährung so gestaltet, wie ich sie auch bei einer Stoffwechselkur vornehmen würde. Statt in eine Diätphase habe ich die dreißig Tage der Darmreinigung in meine Stoffwechselkur integriert. Beides hat bestens harmoniert. In dem Monat habe ich nochmals ein Dutzend Kilos verloren und zugleich einen »frisch gereinigten Darm« erhalten.

Wichtig ist auch, dass zwischen den Hauptmahlzeiten und sonstigen Nahrungsaufnahmen mindestens vier Stunden liegen.

Der Ablauf

Meine Darmreinigung habe ich auf einen Monat geplant. Es gibt zwar Anbieter, die Programme für zwei Wochen oder weniger konzipieren, aber davon halte ich persönlich nichts. Was oft über Jahre hinweg falsch gelaufen ist, lässt sich meiner Meinung nach nicht körpergerecht in zwei Wochen richten. Aus diesem Grund wollte ich meinem Körper genug Zeit lassen, insbesondere um Parasiten und Giftstoffe auszuscheiden.

Eine Zusammenstellung der eingenommenen Produkte finden Sie nachfolgend. Diese stellt dar, was bei mir erfolgreich war. Sie ist kein Behandlungsvorschlag und schon gar kein »Heilversprechen«.

Lifeplus Aloe-Vera-Caps

2 x 2 Kapseln (jeweils morgens und abends)

Lifeplus Colon Formula

1. Woche	1 Teelöffel in Wasser oder Saft aufgelöst vor dem Essen
2. Woche	2 Teelöffel...
Ab der 3. Woche	3 Teelöffel

Lifeplus Paracleanse

3 x 1-4 Presslinge am Tag (1.-16. Tag)

1. Tag	3 x 1 Presslinge
2. Tag	3 x 2 Presslinge
3. Tag	3 x 3 Presslinge
4.- 16 Tag	3 x 4 Presslinge
Danach	weglassen

Lifeplus MSM Plus

3 x 1-5 Presslinge am Tag

1.-3. Tag	3 x 1 Pressling
4.-6. Tag	3 x 2 Presslinge
7.-12. Tag	3 x 3 Presslinge
12.-16. Tag	3 x 4 Presslinge
17. – 30. Tag	3 x 5 Presslinge

Lifeplus TVM Plus

3   x 2 Presslinge am Tag (Morgen / Mittag / Abend)

Lifeplus Proanthenols 100

4   x 1 Pressling am Tag (Morgen / Mittag / Abend)

Lifeplus PH Plus

2 x 3 Presslinge pro Tag (Morgen / Mittag / Abend)

HCG

3 x täglich 1 Portion gemäss Herstellerinfo

Option:
Darmreinigung ohne Abnehmen

Mein Kollege Anton fragte mich, ob er die Darmreinigung auch ohne Gewichtsreduktion machen könnte. Im Gegensatz zu mir hat er kein Gewichtsproblem. Wir haben lange darüber diskutiert, wie er am besten vorgehen könnte. Schlussendlich hat er folgenden Weg erfolgreich beschritten:

Die Programmteile »Darmreinigung«, »Parasiten und Giftstoff-Bekämpfung«, »Basisversorgung« und »Säure-Basen-Ausgleich« hat Anton genauso wie ich gemacht. Verzichtet hat er allerdings auf die Einnahme von HCG. Und bei der Ernährungsumstellung hat er zwar auf Brot und Brotprodukte (also verarbeitetes Korn) verzichtet, aber geschaut, dass er ansonsten ausreichend Kohlenhydrate zu sich nimmt (Reis, Kartoffeln, Hülsenfrüchte, Früchte). So konnte er seinen Fettkonsum einschränken.

Während seiner Darmreinigung hat Anton lediglich ein Kilo abgenommen, was er danach aber relativ schnell wieder ausgeglichen hat. So konnte er sein Wohlfühlgewicht halten.

Basierend auf Antons Erfahrung halte ich den Ansatz also auch für Menschen ohne Gewichtsproblem für praktikabel. Untergewicht ist nicht zu befürchten. Doch wie bisher gilt: Ich bin kein Ernährungsberater oder Mediziner. Bitte sprechen Sie alle Ihre Ernährungsanpassungen mit einem Fachmann (oder einer Fachfrau) Ihres Vertrauens ab.

Wie bereits angemerkt, bin ich nach meiner HCG-Darmreinigung direkt in die Stabilisierungsphase der HCG-Stoffwechselkur eingestiegen. Dies war möglich, weil ich während meiner Darmreinigung ohnehin schon dem Speiseplan der Diätphase einer HCG-Stoffwechselkur folgte.

Für mich persönlich habe ich entschieden, dass ich künftig mindestens einmal pro Jahr – lieber zweimal – eine Darmreinigung machen möchte. Ob ich dabei HCG einsetzen werde, hängt davon ab, ob ich zugleich mein Gewicht reduzieren möchte (noch habe ich nicht meine »Traummaße«).

Die Einnahme der Basis-Vitalstoffe Lifeplus Proanthenols und Lifeplus TVM-Plus sowie Lifeplus Omegold[10] setze ich zwecks einer optimalen Grundversorgung fort. Auch meinen reduzierten Konsum von Backwaren und Kohlenhydraten möchte ich im Wesentlichen beibehalten. Wobei ich denke, dass es hier sinnvoll ist, ab und zu »über die Stränge zu schlagen«. Insgesamt kaufe ich bewusster ein, bevorzuge im

---

[10] Dieser wurde im Buch nicht explizit dargestellt. Entsprechende Anmerkungen finden Sie in meinem Werk zur HCG-Stoffwechselkur.

Zweifelsfall eher mageres Fleisch und versuche es mit weniger Fett zuzubereiten.

Abschließende Hinweise

Alle Äußerungen in diesem Buch sind als Erfahrungsbericht zu sehen. Sie stellen weder eine medizinische Beratung noch eine Empfehlung zur Nachahmung dar. Im Wesentlichen habe ich von meinen eigenen Erfahrungen berichtet. Weder kann ich für alle Menschen sprechen noch allgemeine Wirkungs- und Heilversprechen geben.

Die im Text genannten Produkte und Firmen sind im Rahmen einer unparteiischen Berichterstattung zu betrachten. Die Aussagen wurden weder mit den Herstellern noch mit deren Repräsentanten abgestimmt. Ebenso wurden die Produkt- und Firmenbezeichnungen nicht bewusst werbend gewählt, sondern ich habe lediglich die marktüblichen Namen verwendet.

Insbesondere sind meine Aussagen nicht im Sinne einer wissenschaftlichen Bewertung zu sehen. Es wird explizit nicht behauptet, dass die eingesetzten Produkte besser oder schlechter als jene anderer Hersteller seien.

Die genannten Vitalstoffe können von einem beliebigen Lifeplus-Partner bezogen werden. Wer keine entsprechende Quelle kennt oder mir zu diesem Buch Feedback geben möchte, ist herzlich eingeladen, sich an mich zu wenden: **hcgdarm@gmail.com.**

Bitte beachten Sie, dass ich kein Ernährungsberater, Mediziner oder Heilpraktiker bin. Ich kann Sie also weder persönlich noch per Mail oder telefonisch beraten, nenne Ihnen auf Wunsch aber gern Personen, welche dies können.

Auer, Dr. med. W.: Übersäuerung – die stille Gefahr,
   2002, Kneipp-Verlag

Arndt, U.: Spirulina, Chlorella, AFA-Algen: Lichtvolle Power-
   Nahrung für Körper und Geist, 2003, H. Nietsch

Bachmann, Dr. med. R. M.: Natürlich gesund durch
   Säure-Basen-Gleichgewicht. Mit Ihrem persönlichen
   7-Tage-Programm zur sanften Entsäuerung, 2001,
   Trias, 2. Auflage

Bankhofer, Prof. H.: Aloe Vera: Die Pflanze für Gesundheit,
   Vitalität und Wohlbefinden, 2013, Kneipp-Verlag, 6.
   Auflage

Barcroft, A.: Aloe Vera: Nature's Silent Healer, 2003, Baam

Beringer, Alice: Aloe Vera – Die Königin der Heilpflanzen:
   Natürlich gesund und schön durch den reinen Extrakt
   der Aloe Vera, 2007, Heyne

Berner, H.-G.: An vollen Töpfen verhungern, 1997, Medi
   Verlagsgesellschaft

Bertram, Dr. K.: Spirulina – Die Wunderalge – Anbau,
   Vorkommen und Zucht, sensationelle
   Studienergebnisse, Krankheiten vorbeugen und
   bekämpfen, o. J., CreateSpace

Bisel, Ch.: Ich war ein fetter Sack: Wie ich einfach, schnell
   und ohne Hungergefühl über 30 Kilo abnahm – und wie
   Sie das womöglich auch können, Bisel Consulting, 2014

Bisel, Ch.: Das BMI-Coach Ernährungstagebuch: Das Erfolgs-Tagebuch für Ihre Diät zum Wunschgewicht, Bisel Consulting, 2015

Bisel, Ch.: Die BMI-Coach Stoffwechselkur: Ihr Weg zur nachhaltigen Gewichtsreduktion bis hin zu Ihrem Wunschgewicht, Bisel Consulting, 2015

Dahlke, R.: Fasten Sie sich gesund – Das ganzheitliche Fastenprogramm, 2004, Irisana

Dahlke, R., Ehrenberger, D.: Wege der Reinigung – Entgiften, entschlacken, loslassen, 2002, Heyne, 2. Auflage

Delbé, J. B.: Gesund werden – gesund bleiben: Aloe-Vera-Leitfaden Gesund bleiben, 2004, M+M Verlag

Enders, J.: Darm mit Charme, 2014, Ullstein

Finnegan, John &, Schmid, Rainer: Aloe Vera – das Geschenk der Natur an uns alle, 2014, Ernährung & Gesundheit, 35. Auflage

Frauwallner, A.: Was tun, wenn der Darm streikt? – Probiotika sinnvoll einsetzen, 2012, Kneipp-Verlag

Gill, T.: Lieber schlank als sauer – Gesund ins Gleichgewicht mit der Säure-Basen-Diät, 2012, CreateSpace

Gray, R.: Das Darmheilungsbuch – Gesundheit durch Kolon-Sanierung, 2011, Trias

Grillparzer, M.: Simple Detox: Das 7-Tage-Entgiftungsprogramm, 2013, Gräfe und Unzer, 5. Auflage

Jester, F.: Arginin. Der natürliche Kraftstoff für Blut, Kreislauf und Gesundheit, 2010, Verlag Marina Jester

Jester, F.: Chlorophyll. Das grüne Blut, Verlag Marina Jester,

2014

Kraske, Dr. med. E.-M.: Säure-Basen-Balance, 2008, Gräfe und Unzer, 5. Auflage

Liebke, Dr. F.: Doktor Chlorella! Die Alge fürs Leben. Kompendium zur Mikroalge Chlorella, Remerc & Lheiw verlagskontor, 2007

Loede, P: Schlank mit Weizengras: Die Gruene-Smoothie-Weizengras-Kur, CreateSpace, 2014

Lohmann, M.: Der Basen-Doktor. Basische Ernährung: gezielte Hilfe bei den häufigsten Beschwerden, 2013, Trias, 2. vollst. überarb. Auflage

Meyer, Marianne E.: Sonnenkraft mit dem blaugrünen Lichtträger Spirulina, 2002, Windpferd, 2. Auflage

Mutter, Dr. J.: Grün essen!: Die Gesundheitsrevolution auf Ihrem Teller, 2013, VAK, 3. Auflage

Opitz, Ch.: Befreite Ernährung, 2013, H. Nietsch, 5. Auflage

Oppermann, J.: Aloe Vera – Was die Pflanze wirklich kann, 2004, Lebensbaum

Peuser, M.: Kapillaren bestimmen unser Schicksal: Aloe – Kaiserin der Heilpflanzen, Quelle für Vitalität und Gesundheit, 2010, St. Hubertus

Rahn-Huber, U.: Spirulina & Chlorella: Gesund und fit mit Mikroalgen, 2015, Riwei

Rahn-Huber, Ulla: Natürlich heilen und pflegen mit Aloe Vera, 2015, Riwei

Schneider, G. W.: Biotop Mensch – Liebe Deine Darmbakterien, 2014, Biotop Mensch, 7. Auflage

Simons, C. P.: Aloe Vera - 6'000 Jahre Medizingeschichte

können sich nicht irren, 2015, BOD

Simons, C. P.: Chlorophyll – Gesundheit ist grün, 2015, BOD

Simons, C. P.: Grüner Kaffee – Garantie zum Abnehmen,
2015, BOD

Simonson, B.: Gerstengrassaft: Verjüngungselixier und
naturgesunder Power-Drink. Wildpferd, 15. Auflage, 2012

Simonson, B.: Die Heilkraft der Afa-Alge – Vitalität für Körper
und Geist, 2000, Goldmann

Skinner, R.: Aloe Vera: The Medicine Plant, 2005, Mill
Enterprises

Skousen, M. B.: Aloe Vera Handbook: The Acient Egyptian
Medicine Plant, 2005, Book Publishing Company

Thust, Th. M., Schlett, Dr. med. S.: Entgiften &
entschlacken,

2006, Gräfe und Unzer

Treutwein, N.: Übersäuerung – krank ohne Grund?,
2005, Weltbild

Ulmer, G. A.: Gesundheitswunder Chlorophyll: Gespeicherte,
gesundheitsspendende Sonnen- und Heilkraft, Ulmer,
1997

Vollmer, J. B.: Gesunder Darm, gesundes Leben, 2010,
Knaur

Wacker, S., Wacker, Dr. med. A.: 300 Fragen zur Säure-
Basen-Balance, 2013, Gräfe und Unzer, 2. Auflage

Wagner, W.: The Chlorophyll Supplement: Alternative
Medicine for a Healthy Body, 2013, Health Collection

Wolfe, D.: Superfoods – die Medizin der Zukunft: Wie wir die machtvollsten Heiler unter den Nahrungsmitteln optimal nutzen, Goldmann, 2015